Los problemas de los ojos y de la vista

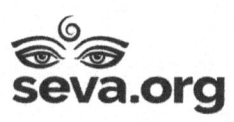

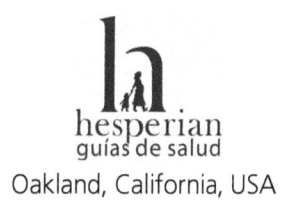

seva.org

hesperian
guías de salud
Oakland, California, USA

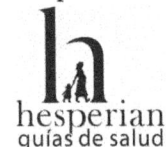

2860 Telegraph Avenue, oakland, CA 94609, EE.UU.
tel: (510) 845-4507
www.hesperian.org/home-espanol
hesperian@hesperian.org

hesperian
guías de salud

Contenido

Los problemas de los ojos y de la vista

Cuidados básicos de los ojos

Limpiar y proteger la cara y el área alrededor de los ojos del sol y viento y de lesiones puede prevenir muchos de los problemas comunes que dañan los ojos o que causan irritación, enrojecimiento o dolor. La comida nutritiva también previene muchos problemas de los ojos.

Las lesiones en o cerca de los ojos pueden dañar la visión o causar ceguera. Actúe rápido: si tiene una lesión grave en los ojos o señas de daño (página 8), vaya al hospital o centro de salud más cercano. Ahí podrán ayudarle o dirigirle a un especialista si es necesario.

Usar el tipo de lentes correctos puede ayudar a quienes no ven bien de lejos o cerca. Como la visión cambia con el paso de los años, es común necesitar lentes nuevos cada cierto tiempo.

En adultos, las cataratas (página 19) y el glaucoma (página 20) son causas comunes de la pérdida de la vista que pueden llevar a la ceguera. El tratamiento puede ayudar a mejorar la visión o a evitar que el problema siga empeorando. Conocer el ojo y sus partes le ayudará a mantenerlos saludables y tratar los problemas de la vista.

LAS PARTES DEL OJO

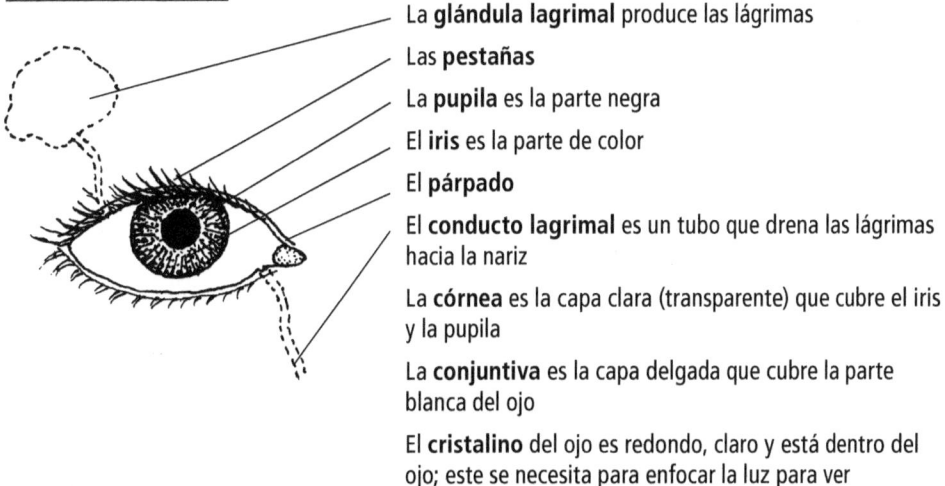

La **glándula lagrimal** produce las lágrimas

Las **pestañas**

La **pupila** es la parte negra

El **iris** es la parte de color

El **párpado**

El **conducto lagrimal** es un tubo que drena las lágrimas hacia la nariz

La **córnea** es la capa clara (transparente) que cubre el iris y la pupila

La **conjuntiva** es la capa delgada que cubre la parte blanca del ojo

El **cristalino** del ojo es redondo, claro y está dentro del ojo; este se necesita para enfocar la luz para ver

Cuando los ojos están saludables:

*   Los párpados se abren y cierran fácilmente y las pestañas van hacia afuera, no hacia adentro del ojo.
*   La parte blanca del ojo está blanca, lisa y húmeda.
*   La córnea, la parte clara que cubre el iris y la pupila, brilla y está lisa y transparente.
*   La pupila está negra y redonda. Esta parte negra reacciona a mayor o menor cantidad de luz y se vuelve más pequeña o más grande.

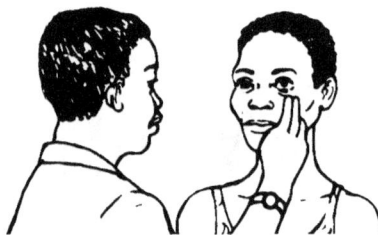

Mantenga limpios los ojos

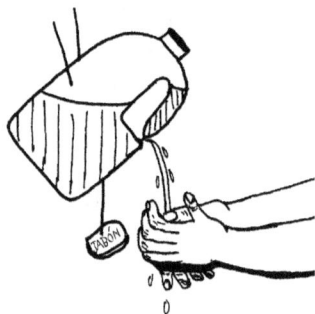

Para prevenir muchos de los problemas de los ojos, lave su cara frecuentemente. Esto evita que la suciedad y los gérmenes entren en el ojo y causen problemas.

Usted no necesita usar una gran cantidad de agua para lavar su cara. Puede improvisar un lavamanos artesanal usando una botella plástica o un recipiente limpio. Deje que el aire seque su cara y sus manos para evitar infecciones por utilizar y compartir telas o toallas.

Cuando los ojos están infectados, límpielos frecuentemente con un paño y agua limpios. Limpie suavemente desde la esquina más cercana a la nariz hacia la esquina más cercana a la oreja. Use una parte diferente del paño para limpiar cada ojo y al terminar, lave muy bien el paño y déjelo secar antes de volverlo a usar.

Lave sus manos con jabón antes y después de limpiar ojos infectados para no pasar la infección a otras personas.

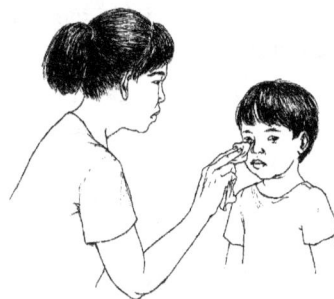

Cómo quitar una basurita o pestaña dentro del ojo

Haga que la persona cierre sus ojos, que los mueva de un lado a otro y de arriba a abajo. Luego mientras usted le abre el ojo, pídale que mueva sus ojos de arriba a abajo. Esto hace que el ojo produzca lágrimas que limpian la basurita. Otra manera de producir lágrimas es frotar suavemente el ojo que se encuentra bien. Esto produce lágrimas en los dos ojos. No frote el ojo que está afectado.

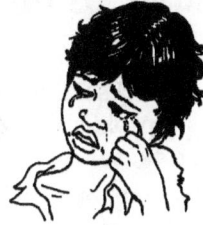

Algo atrapado debajo del párpado puede rayar o raspar su ojo, por eso no lo frote. Las lágrimas ayudan a sacarlo.

También puede tratar de remover la basurita o pestaña con agua limpia. Use solo agua limpia y ningún otro líquido. Abra el ojo mientras deja caer un chorro de agua de un vaso (o de una jeringa limpia que no tenga aguja). La persona puede estar recostada o reclinar la cabeza hacia atrás mientras el chorrito de agua le cae desde adentro (cerca de la nariz) hacia afuera del ojo (cerca del oído).

Si usted puede ver la basurita, remuévala con la esquina de un paño, pañuelo o hisopo de algodón húmedo y limpio.

Si la basurita está en el párpado superior, quizás no lo vea hasta que voltee el párpado superior sobre un hisopo de algodón. Pida que la persona mire hacia abajo para hacer esto.

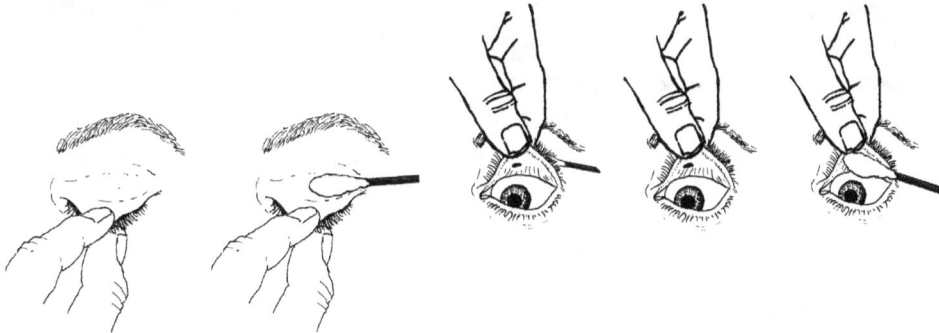

Quite la pestaña o basurita con la esquina de un paño, pañuelo o hisopo de algodón húmedo y limpio. Siempre limpie hacia afuera del ojo.

Si no puede quitar la basurita fácilmente, ponga un poco de pomada antibiótica para los ojos donde sienta la irritación, proteja el ojo (página 12) y busque ayuda médica.

Los peligros laborales, la contaminación y el sol dañan los ojos

Las sustancias químicas, la contaminación del aire y del agua, y los rayos fuertes del sol (llamados ultravioleta o rayos UV) pueden irritar los ojos y causar problemas. Muchas cosas en la casa o en el trabajo pueden dañar los ojos o causar quemaduras químicas.

- **Cocinar:** el humo del fuego o estufas para cocinar irritan y resecan los ojos. Esto afecta principalmente a mujeres, niñas y niños.
- **La contaminación del aire:** el polvo y los químicos en el aire afectan los ojos de quienes trabajan o juegan en lugares abiertos, especialmente las niñas y niños.
- **La contaminación del agua:** los desechos químicos de las fábricas o minas, los plaguicidas y las aguas residuales son liberados en ríos o lagos y causan irritación en los ojos y piel de las personas que se bañan o lavan la ropa en ellos.
- **La agricultura:** las herramientas, piedras, ramas de árboles, plantas venenosas, fertilizantes y plaguicidas químicos dañan los ojos.
- **El exterior:** el sol, el polvo y el viento pueden irritar los ojos.
- **Manejar una motocicleta** sin proteger los ojos puede lesionar los ojos.
- **Las sustancias químicas:** quienes trabajan en fábricas, granjas, minas, en limpieza y muchos otros trabajos usan sustancias químicas. Si una sustancia química entra en el ojo puede causar quemaduras muy rápido (página 11).
- **Maquinaria o equipo:** las piezas de metal o de madera se pueden quebrar y dañar al ojo. También dañan los ojos el calor fuerte, las chispas y las llamas.
- **El trabajo de oficina y en fábricas:** mantener los ojos enfocados en una misma tarea por muchas horas puede causar tensión de la vista.

Los lentes y visores de seguridad protegen los ojos

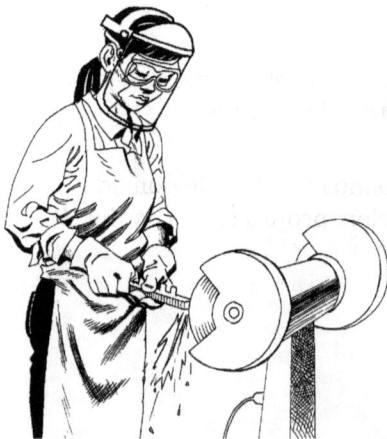

Los lentes de seguridad ayudan a proteger los ojos en el trabajo. Use lentes o visores de seguridad cuando maneje máquinas o herramientas eléctricas, conduzca una motocicleta o trabaje con plaguicidas y otras sustancias químicas.

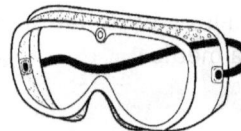

Los sombreros y lentes de sol protegen los ojos

Las personas expuestas a la luz solar muy fuerte pueden proteger sus ojos con sombreros y lentes de sol. Los lentes que están hechos para proteger de los rayos UV (ultravioleta) son los mejores. Protegerse del sol puede retardar el desarrollo de algunos tipos de cataratas (página 19). Aun después de muchos años de exposición solar, empezar a usar sombreros y lentes de sol puede prevenir que empeoren las enfermedades de los ojos.

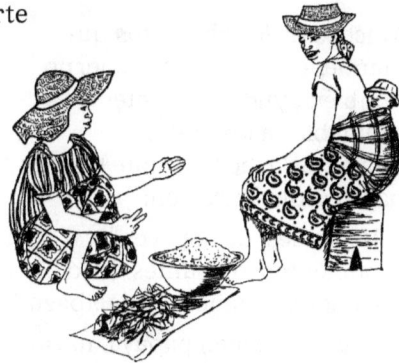

Evite la tensión de la vista

Es malo para los ojos trabajar en un ambiente sin suficiente luz, ver la pantalla de la computadora o de su teléfono móvil por mucho tiempo y enfocar los ojos por muchas horas a un objeto cercano. Reduzca la tensión de la vista mejorando la iluminación y moviendo la vista con regularidad. Las personas mayores pueden necesitar lentes para leer si trabajan con objetos muy de cerca (página 29).

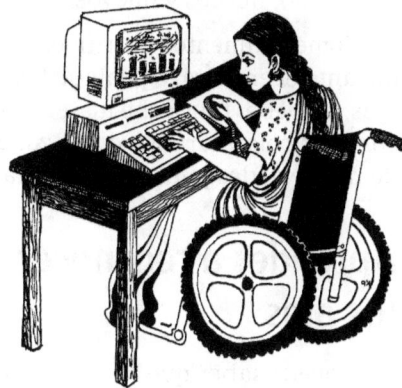

Primero vea algo cerca.

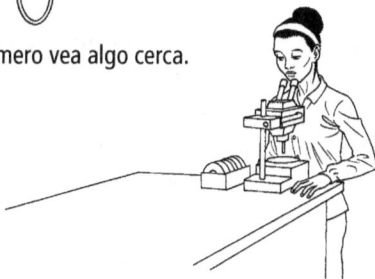

3 a 4 metros

Luego vea algo a unos 3 ó 4 metros por 20 segundos.

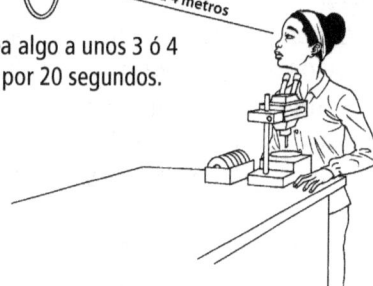

Haga esto cada 20 minutos. También mueva los ojos: con la cabeza fija, mueva sus ojos subiendo por una pared, recorriendo el techo y bajando por la otra pared.

La buena alimentación protege los ojos

Muchos de los alimentos que mantienen saludable al cuerpo también ayudan a mantener saludables a los ojos. Los alimentos especialmente buenos para los ojos incluyen:

- Vegetales: de hoja verde, pimientos, guisantes, frijoles, camote, zanahoria y calabaza

- Frutas: mango, papaya, naranja y aguacate

- Pescado, nueces y huevos

Guarde su dinero para comprar comida nutritiva y trate de no comer mucha sal o azúcar.

Comer alimentos nutritivos durante el embarazo protege los ojos del bebé. Dar leche materna y asegurarse que las niñas y los niños coman comidas color naranja, como zanahorias, mango y papaya, y también vegetales de hojas verdes puede prevenir la falta de la vitamina A (página 23).

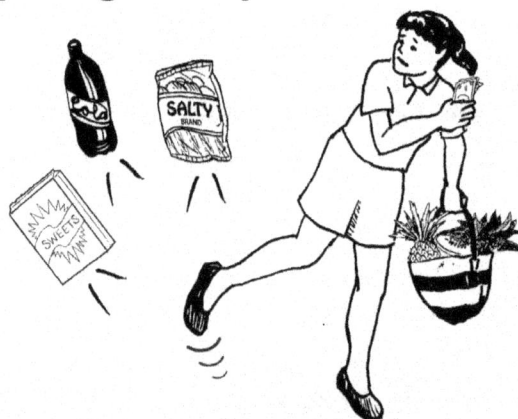

Aprender a reconocer y tratar los problemas de los ojos

Uno puede saber qué hacer cuando hay una emergencia que afecta los ojos pero quizás no tenga mucha experiencia con problemas más cotidianos de los ojos y la vista. Aprender a reconocer las señas que indican ciertos problemas de los ojos permite que las y los trabajadores de salud apoyen a las personas a mejorar su visión y a prevenir la pérdida de la vista.

- Aprenda a reconocer el enrojecimiento, inflamación, picazón o puntos grises en los ojos y saber qué significa cada seña y cómo tratarla.

- Ayude a las mujeres a hacerse exámenes de los ojos y a recibir tratamiento para los problemas de la vista. Las mujeres son más propensas a sufrir enfermedades de los ojos por su trabajo y papel que suelen tener dentro de sus familias.

- Ayude a las personas a saber qué remedios caseros y productos comerciales pueden ser beneficiosos y cuáles son peligrosos para sus ojos y a que no gasten dinero en remedios falsos.

- Organice una revisión de los ojos anual en las escuelas y capacite a las y los maestros en reconocer los problemas de la vista, especialmente la visión baja.

- Refiera a un especialista para tratamiento a las personas de mayor edad con cataratas.

- Ayude a las personas mayores de 40 años de edad a conseguir lentes para leer cuando los necesiten.

- Haga más segura la comunidad para las personas con ceguera (página 30).

También puede compartir información sobre los programas y hospitales que ofrecen servicios a bajo costo o gratuitos para el cuidado de los ojos y los que también atienden emergencias. Organice a las y los integrantes de la comunidad para que se hagan exámenes de la vista, usen lentes y se hagan la cirugía para las cataratas para aprovechar programas de apoyo o eventos sin fines de lucro (página 20).

Problemas comunes de la vista por edad:

En **bebés** las infecciones necesitan ser tratadas. Algunas se pueden prevenir limpiando los ojos de los bebés y aplicando pomada para ojos al nacer (página 33).

En **niñas y niños pequeños** pueden ser difícil detectar problemas de la vista. Desde los 6 meses de edad, vea si mueven los ojos y siguen la luz o un juguete que se mueva a su alrededor. Una niña o niño con ojos torcidos o cruzados deben recibir ayuda (página 24) y los lentes pueden ayudar a muchos a mejorar la mala visión. Para las niñas y niños con visión muy limitada o ceguera, el libro de Hesperian, *Ayudar a los niños ciegos,* muestra muchas formas para ayudarles a desarrollar sus habilidades.

Las **niñas y niños en edad escolar** que no ven bien no pueden avisar que necesitan lentes porque no se dan cuenta qué es ver bien. Si la niña o niño tiene dolores de cabeza frecuentes, tiene que entrecerrar los ojos para ver de lejos o tiene dificultades en las actividades escolares o en los juegos, es posible que tenga problemas de la vista y necesite lentes. También es bueno saber qué hacer en caso de lesiones en los ojos por deportes o peleas en la escuela.

Cualquier niña o niño puede sufrir lesiones en los ojos. Mantenga todas las sustancias químicas y los objetos filosos fuera de su alcance.

En **adultos** la vista puede cambiar en cualquier edad y a veces ayuda usar lentes. Si una persona tiene diabetes o presión de la sangre alta, controlar la enfermedad a tiempo puede prevenir futuros daños a la vista. Ciertos trabajos y profesiones tienen un riesgo mayor de lesiones o problemas de ojos (página 4).

Los **adultos mayores** son más propensos a desarrollar cataratas (página 19) y a necesitar lentes para leer (página 29).

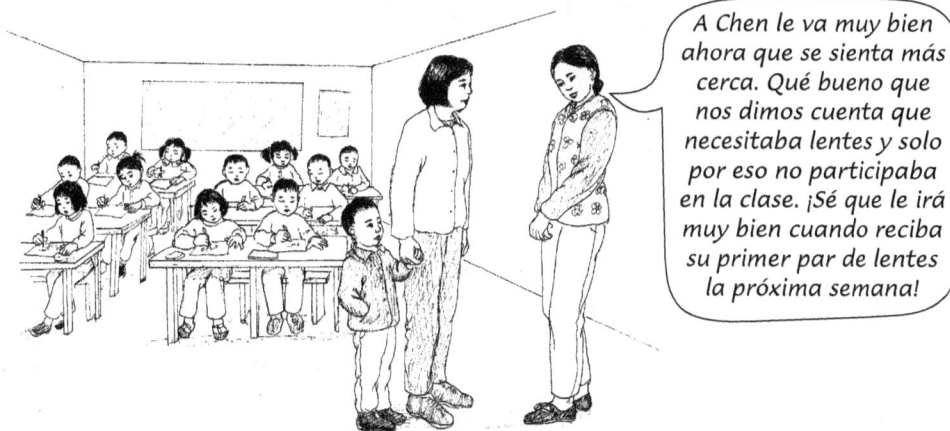

A Chen le va muy bien ahora que se sienta más cerca. Qué bueno que nos dimos cuenta que necesitaba lentes y solo por eso no participaba en la clase. ¡Sé que le irá muy bien cuando reciba su primer par de lentes la próxima semana!

Emergencias y lesiones de los ojos

Algunos problemas de los ojos son emergencias, como las lesiones. Otros problemas de los ojos pueden parecer menos urgentes pero, si hay señas de peligro, también pueden progresar rápidamente a la ceguera.

Proteja el ojo o los ojos (página 12) y acuda a una unidad de urgencias para tratar estas señas de peligro:

SEÑAS DE PELIGRO

- Pérdida repentina de la vista en uno o ambos ojos
- Cualquier lesión que dañe el ojo (página 9) o el párpado
- Cualquier lesión con sangre dentro de la parte de color del ojo (página 10)
- Dolor fuerte en el ojo con un punto blanco-gris en la parte clara (córnea). Trate con antibiótico en pomada (páginas 32 a 33) en camino a conseguir ayuda. Esto puede ser una úlcera en la córnea (página 16).
- Dolor fuerte dentro del ojo. Esto puede ser iritis (página 17) o glaucoma agudo (página 20).
- Pus dentro de la parte de color del ojo (página 10)
- En un bebé o infante, una pupila nublosa o blanca
- Ver pequeñas manchas flotantes (miodesopsia, página 23) no es una emergencia a menos que empiecen de repente con destellos de luz. Los destellos de luz pueden suceder cuando la retina, una parte interna del ojo, se desprende de la parte trasera del ojo. Necesita cirugía inmediata para prevenir la pérdida de la vista.
- Una visión doble repentina, especialmente cuando es en ambos ojos, puede ser seña de problemas graves.

Trate como emergencia cualquier infección o inflamación que no mejore después de 4 días de usar antibiótico en pomada o gotas.

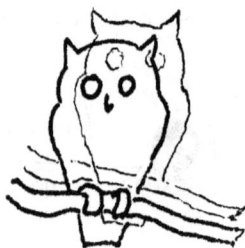

La visión doble es cuando ve todo como si hubieran 2 cosas en vez de 1. Empezar a ver doble de repente puede ser seña de problemas graves. Busque ayuda médica.

Lesiones en los ojos

Cualquier objeto filoso o que pueda rasgar el ojo, tales como espinas, ramas o piezas de metal, pueden causar serios daños a los ojos. Es indispensable recibir tratamiento del personal de salud capacitado para que la lesión no progrese a ceguera. Hasta los rasguños o cortadas pequeñas pueden infectarse y dañar la vista si no se tratan de manera adecuada. Una lesión dentro del ojo es especialmente peligrosa.

Si el ojo ha recibido un golpe fuerte con un puño, piedra u otro objeto duro, el ojo puede estar en peligro. Si tiene mucho dolor en el ojo por 1 ó 2 días después de haber recibido un golpe, puede ser glaucoma agudo (página 20).

SEÑAS DE PELIGRO

- La persona no puede ver bien con el ojo lesionado.
- Hay una espina, astilla u otro objeto atorado en el ojo.
- La lesión es profunda.
- Hay sangre o pus en el iris.
- Las pupilas no se hacen más pequeñas en respuesta a la luz.

TRATAMIENTO

Aplique un antibiótico en gotas si tiene disponible y cubra el ojo colocando una gasa sobre el, suavemente, y luego una venda. O usando un cono hecho con papel rígido (ver página 12). Busque atención médica.

Si la persona no tiene ninguna de estas señas de peligro y puede ver bien con el ojo lesionado, aplique un antibiótico para ojos en pomada (páginas 31 a 33), cubra ligeramente el ojo con una compresa limpia y espere 1 ó 2 días. Si el ojo no mejora, busque ayuda médica.

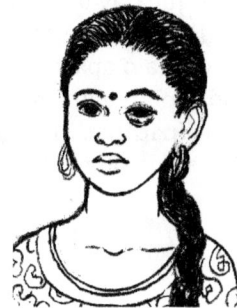

Si ayuda a una persona golpeada, averigüe si es por violencia en casa y si sigue en peligro. Ayude a quienes sufren de violencia en casa o en el trabajo. Vea el Capítulo 18 de *Donde no hay doctor para mujeres.*

Sangrado detrás de la córnea (hifema)

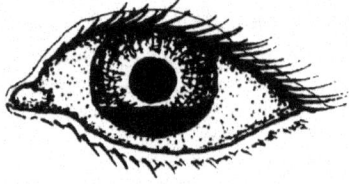

La sangre atrás de la córnea es una seña de peligro.

El sangrado en la parte de color del ojo (el iris) es un problema grave. La sangre queda atrapada atrás del recubrimiento claro (córnea) y puede cubrir el iris. La persona no verá bien y puede sentir dolor. La causa de este sangrado a menudo es un golpe con un objeto duro, como un puño o una piedra. Refiera inmediatamente a la persona con un especialista de los ojos. Pídale que se mantenga en posición vertical para que el sangrado no obstruya su visión.

Sangre en la parte blanca del ojo generalmente no es un problema grave. Irá desapareciendo en pocas semanas (Sangre en la parte blanca del ojo, página 21).

Pus atrás de la córnea (hipopión)

La pus atrapada entre el recubrimiento claro (córnea) y la parte de color del ojo (iris) es seña de que el ojo está en peligro. Tener pus es seña de que hay una infección con inflamación grave. Esto puede ser causado por una úlcera en la córnea o aparecer después de una cirugía del ojo. Aplique antibiótico para ojos en pomada (páginas 31 a 33) y envíe a la persona a recibir atención médica de inmediato.

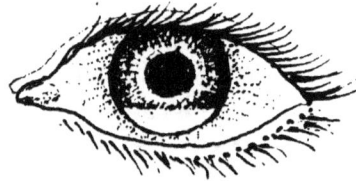

Daño en los ojos por sustancias químicas

Si entran en contacto con los ojos los productos de limpieza, plaguicidas, gasolina u otros combustibles, ácido de batería de auto, veneno de serpiente, cal en polvo y otras sustancias químicas, pueden dañarlos de inmediato. Debe actuar rápidamente.

1. Necesita mucha agua limpia para enjuagar el ojo.

2. Pida que la persona se recueste.

3. La sustancia puede quedar atrapada debajo del párpado. Mantenga el o los ojos abiertos (con la ayuda de la persona o de otra persona) mientras deja caer suavemente el agua sobre el ojo para enjuagarlo.

4. No permita que el agua corra de un ojo al otro. Si solo un ojo ha sido afectado, ponga a la persona del lado del ojo afectado para que el agua corra hacia su oreja y no hacia el otro ojo. Si ambos ojos están afectados, pida que la persona recline la cabeza hacia atrás y eche el agua en la nariz para que corra por ambos ojos al mismo tiempo y caiga al piso.

5. Siga echando el agua suavemente sobre el o los ojos por lo menos de 15 a 30 minutos. El químico puede permanecer y dañar el ojo aun cuando parezca que ya se ha lavado.

6. Después de enjuagar el o los ojos, aplique antibiótico en pomada y busque atención médica.

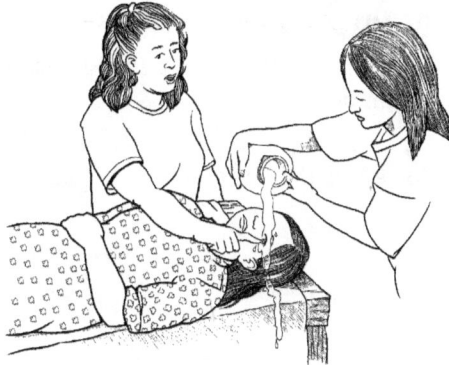

El gas pimienta y el gas lacrimógeno irritan y dañan los ojos. Aléjese del lugar tan rápido como pueda y enjuague los ojos con mucha agua.

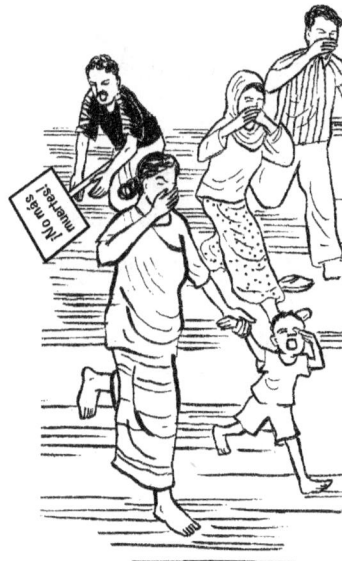

Proteja los ojos lesionados o que están sanando

Después de una lesión, proteja el ojo con un vaso o cono de papel mientras busca ayuda de emergencia. El cono previene que la persona se frote el ojo por error y que empeore la lesión.

Haga un cono para proteger el ojo

1. Corte un círculo en un pedazo de papel grueso o cartón delgado.

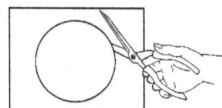

2. Corte una línea recta hacia el centro y haga un agujero pequeño en el centro.

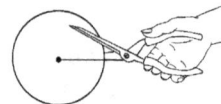

3. Forme un cono.

4. Pegue el cono en la parte de afuera y de adentro.

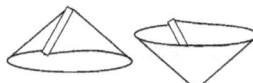

5. Pegue el cono sobre el ojo herido manteniéndolo cerrado y use cinta adhesiva para mantenerlo bien pegado a la piel.

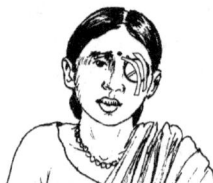

Si no puede hacer un cono protector para el ojo o si la lesión no es muy grave, use un parche para el ojo. Si la persona tuvo una operación, ayúdele a cambiar el parche de manera frecuente. Si hay señas de infección, el ojo está rojo o tiene pus, significa que el ojo necesita tratamiento urgente. En este caso, cubrir el ojo podría empeorar el problema.

Haga un parche

1. Lave muy bien sus manos con agua y jabón.

2. No toque el ojo con sus manos.

3. Pida que la persona cierre ambos ojos mientras usted coloca el parche en el ojo que lo necesita.

4. Cubra el ojo con un cuadro de gaza estéril o tela muy limpia (lados de 6 cm).

5. Haga capas con 1 ó 2 cuadros más sobre el ojo y use tiras largas de adhesivo para pegarlos al ojo y que el parche permanezca en su lugar.

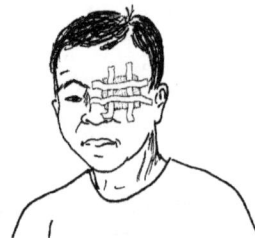

Ojos rojos y dolor de ojos

Muchos problemas pueden causar ojos rojos o dolor en los ojos. Cuando trate de determinar el problema y qué hacer para tratarlo, pregúntele a la persona si tuvo una lesión o golpe en el ojo o si sintió que algo le entró en los ojos.

Tipo de enrojecimiento y dolor	Posibles causas
Generalmente afecta **ambos ojos**, pero puede empezar solo en **un ojo**. Dolor o ardor leve Generalmente más rojo en los bordes exteriores	Si también tiene secreción espesa de color blanco o amarillo, puede ser una infección bacteriana llamada conjuntivitis (página 14) Tracoma (página 17) Sarampión
En **uno o ambos ojos** Enrojecimiento y dolor que puede ser severo	Una lesión en el ojo causada por un objeto afilado o un golpe (página 9) Quemadura química o contacto con un líquido dañino en los ojos (página 11)
Generalmente afecta **solo un ojo** Sangrado dentro del ojo, que afecta el iris (parte de color del ojo)	Sangrado en la parte de color del ojo (página 10), generalmente causado por una lesión. Esto es una **emergencia**.
Generalmente afecta **solo un ojo** Enrojecimiento y dolor que no es severo al principio pero que puede empeorar	Una basurita en el ojo (página 3) Rasguño en la superficie del ojo (página 16)
Generalmente afecta **solo un ojo** Dolor fuerte Enrojecimiento cerca del iris	Úlcera en la córnea (página 16) Iritis (página 17) Glaucoma agudo (página 20) Todos son **emergencias.**
Generalmente afecta **solo un ojo** Enrojecimiento con un bulto o hinchazón en el párpado (con o sin dolor)	Infección alrededor de las pestañas o bajo el párpado (página 22)
Generalmente afecta **solo un ojo** Mancha de color rojo claro en la parte blanca del ojo	Probablemente un pequeño vaso sanguíneo se ha roto (página 21). Esto no es una emergencia.
Generalmente afecta **ambos ojos** Causa molestia, pero no dolor Enrojecimiento y picazón, ojos llorosos y estornudos, empeora en ciertas épocas del año	Alergia al polen, también llamada conjuntivitis alérgica (página 16)
Generalmente en **ambos ojos** Enrojecimiento sin secreción ni dolor Sarpullido o fiebre	Conjuntivitis causada por un virus Si en su región hay Zika, el enrojecimiento de ojos puede ser una seña de este virus.

Si los ojos están rojos también revise si están llorosos o tienen secreciones (pus):

- Una secreción espesa puede ser conjuntivitis, una infección bacteriana, especialmente si el ojo está muy rojo.
- Los ojos llorosos, un poco rojos, que pican en la esquina de los ojos cerca a la nariz, generalmente son alergias.
- Los ojos llorosos, un poco rojos, después de un resfriado o gripe, pueden ser a causa de un virus. No requieren de tratamiento específico y las medicinas no ayudarán.
- Los ojos llorosos y rojos acompañados de fiebre, tos y escurrimiento de la nariz, pueden ser señas de sarampión, aun antes de que aparezca el sarpullido.

Conjuntivitis

La conjuntivitis puede presentarse a cualquier edad, pero es más común en las niñas y niños.

SEÑAS

- El ojo se ve rosado o rojo
- El ojo puede picar o arder
- Empieza en un ojo y puede contagiar al otro
- El desecho espeso puede causar que los párpados se peguen durante la noche

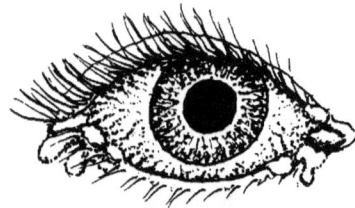

TRATAMIENTO

La conjuntivitis normalmente es causada por un virus que mejora en pocos días sin tratamiento.

Si el desecho amarillo o blanco es espeso, es probable que la causa sea una bacteria que puede ser tratada con antibiótico para ojos en pomada o gotas (páginas 32 a 33). Debe usar el tratamiento por 7 días, aunque el ojo se vea mejor, para que la infección no regrese.

Antes de aplicar tratamiento antibiótico, limpie cada ojo suavemente con paños húmedos. Cambie los paños y lávese las manos entre limpiezas y tratamiento de cada ojo para evitar que la infección afecte el otro ojo, a usted o a otras personas.

PREVENCIÓN

La conjuntivitis se contagia muy fácilmente de una persona a otra. Lave sus manos seguido y después de tocar los ojos de otras personas o los suyos. No deje que las niñas y niños que tienen conjuntivitis usen toallas o ropa de cama que otras personas utilizarán. Separe a la persona de otras personas hasta que sus ojos sanen.

Conjuntivitis en bebés recién nacidos

Un bebé con infección en los ojos necesita tratamiento inmediato.

SEÑAS

- Ojos rojos y con desecho
- Pus en los ojos
- Párpados pegados, especialmente cuando despierta

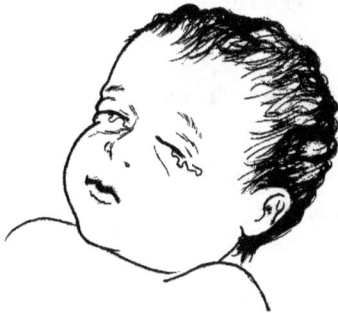

Un bebé recién nacido con ojos rojos y con desecho y pus puede tener una infección por gonorrea o clamidia transmitida al momento de nacer. Si los ojos tienen desecho cuando el bebé tiene de 2 a 4 días de edad, es muy probable que sea gonorrea. Trate inmediatamente para prevenir más daño a los ojos del bebé. Si los ojos tienen desecho entre los primeros 5 a 12 días, es más probable que sea clamidia. Estas infecciones de transmisión sexual afectan a muchas jóvenes y adultos, y frecuentemente no hay señas de infección. Es mejor revisar y tratar a todas las mujeres embarazadas contra estas infecciones para evitar que sus bebés se contagien al nacer.

Para proteger los ojos de daños permanentes o ceguera, trate con antibiótico para ojos en pomada (páginas 32 a 33). Evalúe al bebé y a la madre para saber qué clase de infección tienen. Ambos necesitarán tratamiento adicional con antibióticos, no solamente el tratamiento en pomada para ojos.

Cuidado de los ojos de los bebés recién nacidos para prevenir problemas

Inmediatamente después de nacer, limpie cuidadosamente los ojos del bebé con un hisopo nuevo. Luego aplique antibiótico para ojos en pomada para prevenir infecciones. Use tetraciclina 1% ó eritromicina 0.5% a 1% en pomada. Haga esto dentro de las primeras 2 horas de nacer (páginas 32 a 33).

Si un bebé tiene ojos llorosos todo el tiempo, especialmente si sus ojos se llenan de lágrimas y le corren por su cara aun cuando el bebé no esté llorando, puede ser que los pequeños tubos que drenan las lágrimas fuera del ojo estén bloqueados. Este problema generalmente desaparece sin tratamiento, pero el personal de salud puede enseñarle cómo masajear suavemente la cara del bebé cerca de la nariz (masaje de Crigler o saco lagrimal) para ayudar a que estos tubos se abran.

Alergia al polen (conjuntivitis alérgica) y alergias que afectan los ojos

En algunas personas, el polvo, polen y otras partículas en el aire pueden causar estornudos y ojos rojos y llorosos que pican. Cuando el cuerpo reacciona así cada vez ante la misma causa, se le llama alergia. Si solo sucede en ciertas épocas del año, puede ser alergia al polen que los árboles y plantas liberan, también llamada fiebre de heno. Si tiene alergia todo el tiempo, podría ser causado por el polvo, el moho, los animales o los productos químicos. La alergia irrita ambos ojos.

TRATAMIENTO

El mejor tratamiento es evitar o remover la fuente de la alergia, si la conoce.
Por ejemplo:

- Mantenga libre de polvo las áreas de descanso y ropa de cama.
- Si un animal es la causa, evítelo y al área donde duerme.
- Cierre o cubra las ventanas durante la noche.
- Use una mascarilla o un paño para cubrir su boca y nariz para respirar menos polen y polvo mientras trabaja o mientras está afuera.

Todo lo que está cerca de los ojos puede provocar una alergia, como el maquillaje, las cremas para la piel o la ropa lavada con jabón perfumado. Para que la alergia le moleste menos, deje de usar los productos que parecen ser la causa.

Calme la picazón de los ojos colocando una tela húmeda sobre sus ojos (se siente mejor si usa agua fría). Un antihistamínico en gotas para ojos (página 32) puede ayudar a que sus ojos se sientan mejor cuando la alergia de polen es severa.

Úlcera en la córnea (daño en la superficie del ojo)

SEÑAS

Una úlcera dolorosa en la córnea puede ser causada por un rasguño o una infección en la delicada superficie del ojo. No frote su ojo, esto empeorará la situación.

La vista a menudo se reduce y hay dolor fuerte. También pueden tener desecho espeso o acuoso.

El ojo se pone rojo y si usted ve la córnea bajo luz brillante, podrá ver una manchita de color gris-blanco. La manchita puede verse menos brillosa que el resto del ojo.

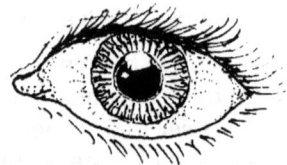

TRATAMIENTO

Esta es una emergencia. Si la úlcera en la córnea no se trata bien, puede causar ceguera. Busque ayuda médica. Aplique antibiótico para ojos en pomada o en gotas (páginas 32 a 33) en el ojo afectado cada hora en ruta a un especialista oftalmólogo.

Iritis (inflamación del iris)

OJO NORMAL   OJO CON IRITIS

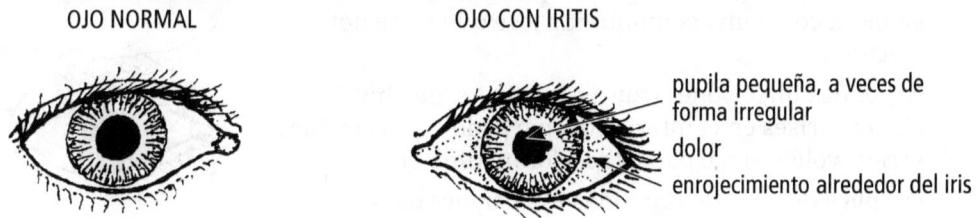

pupila pequeña, a veces de forma irregular

dolor

enrojecimiento alrededor del iris

La inflamación en el iris se conoce como iritis. Usualmente se desconoce su causa.

SEÑAS

- Generalmente afecta solo un ojo
- Dolor fuerte en el ojo
- La pupila (el centro negro del ojo) puede tener una forma irregular en vez de ser redonda
- Enrojecimiento en la parte blanca del ojo cerca del iris
- El ojo duele más cuando hay luz fuerte
- Generalmente la vista se pone borrosa

TRATAMIENTO

La iritis es un problema grave y doloroso. Busque ayuda médica en los primeros 1 a 2 días de que aparezcan las señas.

El uso de antibióticos no mejorará la situación.

El personal de salud capacitado aplica gotas especiales para incrementar el tamaño de la pupila y luego gotas para reducir la inflamación.

Tracoma, una conjuntivitis crónica

El tracoma es una infección del ojo que se contagia de una persona a otra a través de las manos, moscas y ropa que han estado en contacto con un ojo infectado. El tracoma es más común en niñas y niños y sus madres. Si una persona se contagia muchas veces por varios años, esto puede hacer que sus pestañas se volteen y que rayen la superficie del ojo, lo que causa dolor y pérdida de la vista.

El tracoma se ha vuelto menos común a nivel mundial pero todavía es un problema serio en algunos países, la mayoría de ellos en África. Afecta a las personas que viven en pobreza, en condiciones de hacinamiento en lugares en donde hay muchas moscas y poca agua. Es importante mejorar el acceso al agua limpia y el saneamiento para prevenir el tracoma.

SEÑAS

• El tracoma en niñas y niños pequeños a menudo empieza como una conjuntivitis leve que no se nota mucho.

• Repetidas infecciones causan que se formen bultitos blanco-grises en el interior del párpado superior. Para verlos, voltee el párpado superior (página 3).

• Después de años de repetidas infecciones estos bultitos pueden convertirse en cicatrices debajo del párpado. Las cicatrices jalan las pestañas hacia adentro y éstas rasguñan la parte clara del ojo, causando dolor en el ojo y pérdida de la visión.

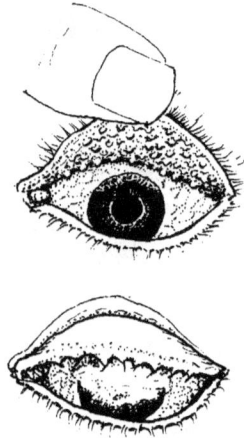

TRATAMIENTO

El mejor tratamiento para el tracoma es una sola dosis de azitromicina por la boca (página 34). Si no tiene disponible azitromicina, puede aplicar tetraciclina 1% en pomada dentro del ojo 2 veces al día por 6 semanas.

Para personas con tracoma avanzado, una cirugía sencilla puede hacer que las pestañas volteadas regresen a su posición normal. Si no es posible realizar una cirugía, el personal de salud especializado probablemente sabrá remover las pestañas que causan la irritación.

PREVENCIÓN

El tratamiento temprano y completo para el tracoma evita que se contagie a otras personas. Para prevenirlo, lave la cara de las niñas y niños todos los días y lave sus manos después de tocar los ojos de otra persona. Lave las toallas, ropa y ropa de cama con frecuencia para asegurarse que nadie use la misma almohada o la misma toalla para la cara.

Mantenga alejadas a las moscas, tapando las letrinas siempre y asegurando que los desechos y la basura están ubicados lejos de la casa.

Si hay muchos casos en su comunidad, las autoridades de salud pueden tratar a cada persona en la comunidad con azitromicina para evitar que el tracoma se contagie.

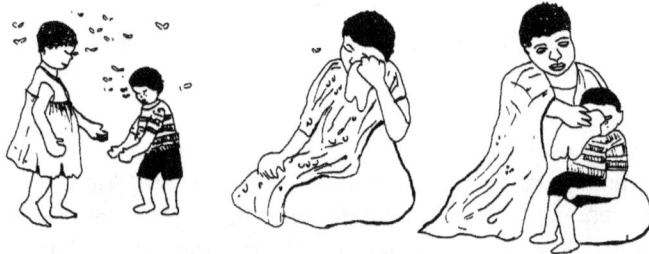

El tracoma se contagia por las moscas o si se toca los ojos con los dedos o la ropa.

Problemas comunes en los ojos

Cataratas

El cristalino es la parte transparente del ojo que enfoca la luz para poder ver. Al envejecer, el cristalino puede nublarse y bloquear la luz lo que resulta en la pérdida gradual de la vista hasta llegar a la ceguera. A veces puede verse esta nubosidad como una mancha gris en el ojo. Se conoce como catarata. Las cataratas son más frecuentes en personas de edad avanzada, pero también pueden verse en bebés y niños.

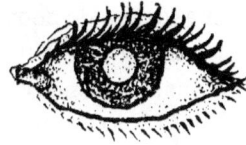

Para retrasar el desarrollo de cataratas:

• No fume.

• Use sombrero para proteger los ojos de la luz solar fuerte.

Las trabajadoras y los trabajadores de la salud pueden identificar a personas que sufren de cataratas y recomendarlas a programas y hospitales que ofrecen cirugías para recuperar su vista. Es menos probable que las mujeres se hagan la cirugía que los hombres. Visite a las mujeres de edad avanzada en sus casas y pregúnteles sobre su vista. Examinar a los adultos puede ayudarles a conseguir tratamiento antes que las cataratas limiten su vista. Pero aún si casi no pueden ver, el tratamiento puede ayudar recuperar su vista. Nunca es demasiado tarde para brindar apoyo.

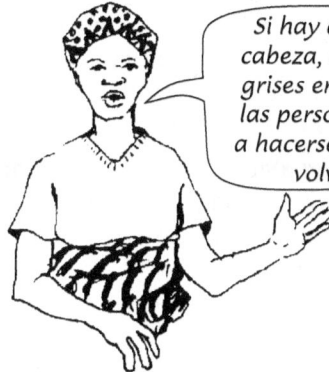

Si hay canas grises en la cabeza, revise si hay nubes grises en los ojos. Anime a las personas con cataratas a hacerse la operación para volver a ver bien.

TRATAMIENTO

Se necesita una operación para remover la catarata (la parte nublada del cristalino) y poner un lente transparente para que la persona pueda ver nuevamente. Todavía no hay un medicamento que cure las cataratas.

Después de la operación, la persona necesita gotas antibióticas y antiinflamatorias para ayudar a que el ojo sane, que se aplican por 4 semanas. Al principio puede sentir un poco de molestia en el ojo y ver borroso, pero cada día irá mejorando. Sentir dolor en el ojo dentro de las primeras 2 semanas es una seña de peligro. Busque ayuda de un especialista oftalmólogo dentro de las siguientes 24 horas.

Es común necesitar lentes para leer después de la operación, para poder ver de cerca.

Los programas de salud visual que llegan a la comunidad

La comunidad médica en su país o de otros países puede organizar eventos para tratar los problemas de los ojos y realizar operaciones para las cataratas. Se puede organizar dentro de la comunidad para que el evento sea de beneficio para la mayor cantidad de personas posible. Estos programas de salud deben asegurarse de que haya:

- instrucciones claras para el personal de salud local sobre cómo cuidar los ojos después de la operación.
- suficientes gotas para los ojos que las personas necesitarán para sanar.
- información sobre dónde y cómo las personas pueden conseguir lentes, si los necesitan, después de haber sanado.
- a quién contactar si hay algún problema después de la operación, tanto dentro de los organizadores del evento como a nivel local.

Glaucoma

A veces la presión incrementa dentro del ojo y daña uno de los nervios que están adentro, causando una enfermedad grave llamada glaucoma. Las personas con glaucoma pierden la vista de los lados y gradualmente pueden quedar ciegas. El ojo puede doler y puede ponerse duro como una canica. El glaucoma puede ser causado por una lesión, pero es más común que su causa sea desconocida.

Una persona con glaucoma necesita tratamiento para disminuir la presión dentro del ojo. Se puede disminuir la presión del ojo aplicando unas gotas especiales todos los días por toda la vida. A veces es factible un tratamiento por láser o una operación.

El glaucoma afecta más comúnmente a personas mayores de 40 años, especialmente a aquellos que han tenido algún familiar con glaucoma. Ayude a que las personas mayores de 40 años se hagan el examen de glaucoma cada cuantos años.

Existen distintas tipos de glaucoma. Los más comunes son el glaucoma agudo y el glaucoma crónico.

Glaucoma agudo (glaucoma de ángulo cerrado)

Causa enrojecimiento y dolor en el ojo con pérdida de la vista y puede empeorar muy rápido. Puede sentir náusea, tener dolores de cabeza y sus ojos duelen más en la luz fuerte. El ojo puede sentirse más duro en comparación con el ojo normal. Si no se trata, el glaucoma agudo causará ceguera dentro de pocos días. Ayude a que la persona a encontrar ayuda médica inmediata. Necesita gotas inmediatamente para disminuir la presión del ojo. Después, probablemente necesitará una operación o tratamiento láser.

Glaucoma crónico (glaucoma de ángulo abierto)

En el glaucoma crónico, la presión aumenta lentamente en ambos ojos durante meses y años. No hay dolor. Al principio se pierde la visión de los lados (la visión periférica). Conforme se va agravando el glaucoma, la persona empieza a ver como si estuviera en un túnel. Usualmente la persona no se da cuenta de la pérdida de la vista hasta que es grave. Un especialista oftalmólogo puede evaluar la visión de los lados y ver dentro del ojo para buscar esta clase de glaucoma. Entre más pronto se trate, es mejor. El tratamiento con gotas para ojos, láser o cirugía pueden evitar que el problema empeore.

Crecimiento de carnosidad en el ojo (pterigión)

Una carnosidad en la superficie del ojo que crece lentamente en la parte blanca del ojo cerca de la nariz y hacia la parte media se llama pterigión. Es común y usualmente no es grave. Las personas que han pasado muchos años trabajando afuera bajo la luz fuerte del sol o expuestos al viento o polvo, son más propensas a tenerlas.

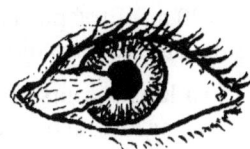

Usar lentes oscuros y sombreros ayuda a proteger los ojos del sol, viento y polvo, lo que previene o hace más lento su crecimiento.

Usualmente, no necesitan tratamiento. Si está muy cerca a la parte de color del ojo o causa mucha incomodidad, la carnosidad puede ser removida por un cirujano de ojos antes que empiece a afectar la vista de la persona.

Sangre en la parte blanca del ojo

A veces, después de cargar algo pesado, toser muy fuerte o sufrir una lesión puede aparecer un poco de sangre en la parte blanca del ojo. Esto pasa cuando se rompe un pequeño vaso sanguíneo. No es dañino. Al igual que un moretón en la piel debe desaparecer poco a poco dentro de las siguientes 2 semanas. No requiere tratamiento.

Una mancha de sangre en la parte blanca del ojo generalmente no es dañina.

Si hay sangre en la parte de color del ojo (el iris), sí es un problema grave (página 10).

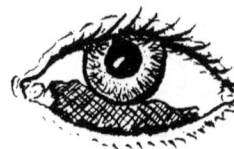

Ojos secos y lagañas en los ojos

La resequedad en los ojos es causada por los climas secos, el envejecimiento, el humo y el uso de algunos medicamentos.

Los ojos se pueden sentir secos y picar o pueden formarse lagañas si se bloquean las lágrimas. Puede haber una infección (ver más adelante) o lagañas, que se parece a la caspa que se da en la cabeza. Cuando los párpados y el área cercana a los ojos están limpios, las lágrimas y la secreción natural de los ojos los mantienen saludables.

TRATAMIENTO

Para los ojos secos, descanse los ojos al cerrarlos seguido. Si sus ojos siguen sintiéndose secos, puede colocar compresas calientes 1 ó 2 veces al día, de 5 a 10 minutos para aumentar la humedad natural de los ojos. Aplicar gotas lubricantes para ojos también ayuda (página 32).

Para las lagañas en los ojos, use compresas calientes 2 a 4 veces al día antes de lavar los párpados con cuidado. Si el problema no disminuye, puede haber una infección bacteriana. Aplique eritromicina en pomada para los ojos 2 veces al día por 7 días (Tratamientos antibióticos para ojos, página 32).

Bultos e inflamación de los párpados

Un bulto hinchado y rojo en el párpado puede ser:

• un orzuelo, un bulto que duele causado por una infección alrededor de las pestañas, o

• un chalazión, un bulto que no duele, causado por un bloqueo dentro del párpado.

Algunas veces una infección que empieza alrededor de las pestañas se esparce hacia adentro del párpado.

Los 2 tipos de bultitos pueden ser tratados con compresas calientes por 15 a 20 minutos, 4 veces al día. Vuelva a calentar el paño de tela para que se mantenga lo más caliente posible sin que le queme. No apriete o perfore el bulto ya que esto podría empeorar el problema.

Busque ayuda médica si la hinchazón no disminuye en los días siguientes.

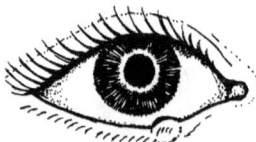

Un orzuelo es una infección dolorosa
alrededor de las pestañas.

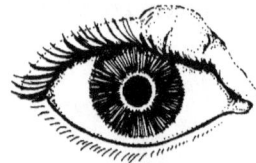

Un bulto en el párpado que no duele
puede ser un chalazión.

Ver manchitas o puntos flotantes (miodesopsia)

Es común ver pequeñas manchitas que se mueven cuando una persona ve una superficie brillante (como una pared o el cielo). Las manchitas se mueven cuando el ojo se mueve y parecen moscas volando. Estos puntitos flotantes son bastante comunes y generalmente, no son dañinos.

Si de repente empieza a ver una gran cantidad de manchitas flotantes y la visión le empieza a fallar en un ojo, o si ve destellos de luz, estos pueden ser seña de una condición llamada desprendimiento de retina. Esta condición es peligrosa y la persona necesita una cirugía lo más pronto posible en un hospital especializado en ojos para reparar el desprendimiento.

Falta de vitamina A (ceguera nocturna, xeroftalmia)

La falta de vitamina A es una clase de desnutrición que causa daño en los ojos de las niñas y niños, llevando a la ceguera. Pero es prevenible.

Proteja los ojos de los niños pequeños asegurándose que coman alimentos ricos en vitamina A, que incluyen frutas y vegetales color naranja, como zanahorias, mango y papaya, vegetales de hoja verde, pescado y huevos. Dar pecho protege los ojos de los bebés de la falta de vitamina A y tiene muchos otros beneficios para la salud.

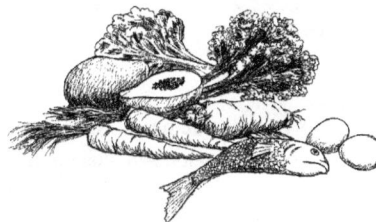

En los lugares en donde es común la desnutrición, las niñas y los niños deben recibir suplementos de vitamina A cada 6 meses (página 34).

SEÑAS

Inicialmente los ojos se resecan y producen menos lágrimas. Luego es más difícil ver cuando hay poca luz. La parte blanca del ojo pierde su brillo y empieza a arrugarse. Finalmente, los ojos se dañan más y pueden causar ceguera.

TRATAMIENTO

Trate con vitamina A (página 34) a las niñas y niños que no pueden ver bien de noche o que tienen sarampión.

Ojos bizcos, cruzados, torcidos (estrabismo)

Si un bebé o niño tiene un ojo o los dos ojos que no ven recto, podría desarrollar problemas de vista en el ojo u ojos que están cruzados. Lleve a la niña o niño con un especialista de ojos. No es una emergencia, pero recibir atención temprana le dará la mayor oportunidad de corregir su vista.

TRATAMIENTO

Para corregir un ojo cruzado, el oftalmólogo quizás le ponga un parche sobre el ojo que ve bien para ayudar al ojo cruzado a funcionar mejor. También puede prescribir el uso de lentes especiales. Puede realizarse una operación, pero muchas veces no es necesaria.

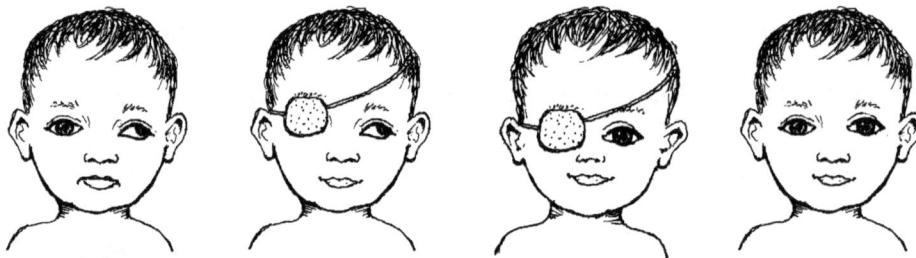

A veces poner un parche sobre el ojo que está bien ayuda a que el ojo torcido se corrija y que pueda ver mejor. Algunos niños necesitan el parche por solo algunas horas al día y otros, necesitan usarlo todo el día.

El embarazo y la vista

Los cambios hormonales pueden causar cambios en la vista de las mujeres durante el embarazo. Generalmente, la vista regresa a como estaba antes después del parto.

Si una mujer embarazada de repente tiene la visión borrosa, ve manchitas, pierde la vista en un ojo, o tiene visión doble, puede tener una condición grave llamada preeclampsia. La preeclampsia también causa dolor de cabeza y presión alta (140/90 ó más alta). Busque ayuda inmediatamente.

Ayude a que las mujeres embarazadas se hagan exámenes para detectar gonorrea y la clamidia y que reciban tratamiento si lo necesitan. Las mujeres pueden tener alguna de estas infecciones de transmisión sexual sin saberlo y pasarle la infección al bebé durante el parto. Si la infección se le transmite a los ojos del bebé al nacer, podría perder la vista. Por eso se le pone antibiótico para ojos en pomada a los bebés en las primeras horas después de nacer (página 33).

Proteja a las mujeres embarazadas de la rubéola y del virus del Zika, enfermedades que pueden causar graves problemas para la vista de los bebés. La rubéola puede prevenirse con una serie de 2 vacunas, que se dan usualmente antes de los 2 años.

Enfermedades que afectan los ojos

Algunas infecciones o enfermedades que afectan a todo el cuerpo pueden dañar los ojos. Cuando una persona tiene problemas de la vista, es necesario averiguar si es consecuencia de otra enfermedad.

La tuberculosis puede infectar los ojos y causar enrojecimiento o pérdida de la vista. Frecuentemente, las señas de la tuberculosis se notan primero en los pulmones o en otras partes del cuerpo.

El VIH y el SIDA: los problemas de la vista y la pérdida de la visión en personas con VIH pueden prevenirse con una combinación de medicamentos para el VIH, llamados TAR. Hágase un examen para que pueda iniciar el tratamiento si lo necesita.

El herpes (fuegos en los labios) puede llegar a contagiar los ojos, causando una úlcera dolorosa en la córnea que ocasiona visión borrosa y ojos llorosos. Puede usar medicamentos antivirales. No use gotas para ojos que tienen esteroides ya que empeoran el problema.

Los problemas del hígado: la ictericia, cuando la parte blanca del ojo se vuelve de color amarillo (o la piel de las personas de tez blanca se ve amarilla), puede ser seña de hepatitis.

La diabetes y la presión de la sangre alta

Las personas que tienen diabetes pueden desarrollar problemas de la vista. Con el paso del tiempo la diabetes puede ir dañando los ojos (una condición grave llamada retinopatía diabética). Sin tratamiento, la diabetes puede causar ceguera.

Tener la visión borrosa puede ser una seña temprana de que el nivel de azúcar en la sangre de una persona es muy alto y que puede tener diabetes. Si una persona con vista borrosa también está muy sedienta u orina muy seguido, es muy probable que tenga diabetes. Un examen simple comprueba si hay o no diabetes.

Ayude a las personas con diabetes a recibir tratamiento para bajar sus niveles de azúcar y anímelas a visitar a un especialista de los ojos por lo menos una vez al año para revisar el efecto de la diabetes en sus ojos. La enfermedad de los ojos causada por la diabetes puede ser tratada si se detecta a tiempo.

La presión de la sangre alta puede afectar los ojos y la vista y dañar los vasos sanguíneos dentro del ojo. Medir la presión en las consultas médicas rutinarias es la mejor manera de saber si una persona la tiene muy alta. Prevenir y tratar la presión alta ayuda a proteger los ojos.

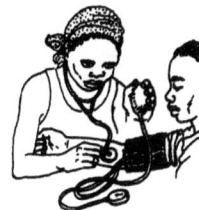

Ceguera de los ríos (oncocercosis)

Esta enfermedad de los ojos y de la piel se ha vuelto menos común. Todavía se encuentra en partes de África, Yemen y algunas comunidades de la región amazónica en América del Sur. La ceguera de los ríos es causada por un pequeño gusano que transmiten las moscas negras. Los gusanos entran al cuerpo de la persona cuando una mosca infectada le pica.

La mosca negra tiene una espalda jorobada como esta

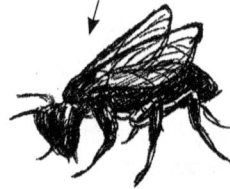

Pero es mucho más pequeña, como esta.

SEÑAS

- Picazón en la piel y sarpullido
- Bultos de 2 a 3 cm que pueden sentirse bajo la piel

Sin tratamiento, la piel se va volviendo arrugada y delgada. Pueden aparecer manchas blancas en la espinilla de la pierna.

La enfermedad puede causar problemas de la vista y algunas veces la ceguera. Al principio la persona puede tener los ojos rojos y llorosos y luego pueden aparecer señas de iritis (página 17).

TRATAMIENTO

La medicina ivermectina puede tratar la ceguera de los ríos. Existen campañas comunitarias en donde se da ivermectina cada 6 meses o una vez al año. Estas campañas han ayudado a que menos personas padezcan esta enfermedad y a que vaya desapareciendo de la región.

PREVENCIÓN

- Estas moscas negras se reproducen en aguas corrientes. Limpiar las orillas de las corrientes y ríos para que haya menos vegetación puede reducir su reproducción.
- Evite dormir afuera, especialmente durante el día cuando estas moscas pican más.
- Coopere con los programas que trabajan para reducir la cantidad de moscas negras y con los trabajadores de la salud cuando proporcionen ivermectina a toda la comunidad para prevenir nuevos casos.

La detección temprana previene la ceguera y reduce el contagio de la enfermedad.

Visión baja y usar lentes

Muchas personas no ven bien. Una persona puede no ver bien de lejos o tener que entrecerrar los ojos para ver mejor. Puede tener dolores de cabeza o visión borrosa después de leer sin saber que necesita usar lentes. Usar los lentes correctos para su condición le ayudará a ver mejor. Busque programas locales que evalúen la vista y ofrezcan lentes a bajo costo o de forma gratuita.

Antes no dejaba que Sarita usara sus lentes porque no quería que los rompiera. Pero ahora sé que debe usarlos todo el día para ver bien.

Es normal que la vista de las personas cambie con la edad. Usted puede necesitar cambiar de lentes cada tantos años.

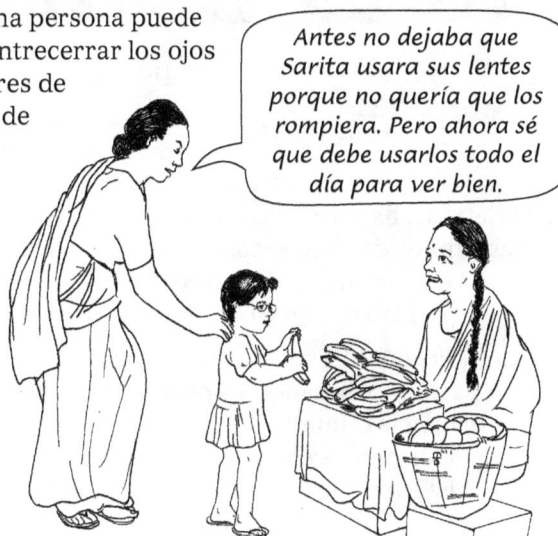

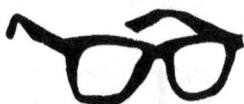

Evaluación de la vista para ver de lejos

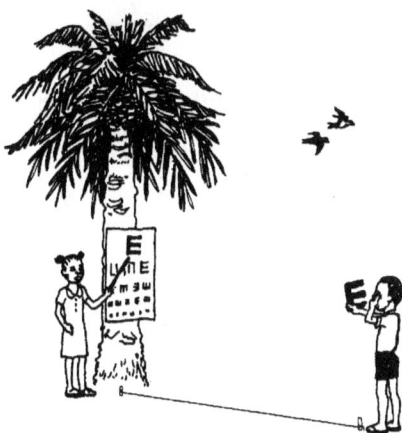

Un afiche "E" le ayudará a evaluar la vista de lejos. Evalúe cada ojo por separado haciendo que la persona se cubra el otro ojo con la palma de la mano o con un papel grueso. Como usted vaya señalando cada línea, la persona indica con su mano libre para qué lado apuntan las barras de la E, ya sea para arriba, para abajo, para un lado o para el otro. La fila con letras más pequeñas que pueda leer la persona, será la medida para su vista. Por ejemplo, si una persona puede leer la mayoría de las letras en la línea 6/12 pero menos de la mitad de las letras más pequeñas en la siguiente línea, se dice que su vista es de 6/12.

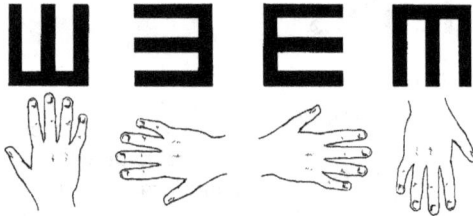

Use la mano para apuntar en la misma dirección que van las barras de la 'E.'

Para una persona adulta, si la visión de lejos es baja (no pueden leer el 6/18 ó las letras más pequeñas en el afiche), mándela a ver a un optometrista. Para niñas y niños en edad escolar, asegúrese que pueden ver las líneas de letras en 6/12. A veces las niñas y niños no se desempeñan bien en la escuela porque no pueden ver bien de lejos. Usar lentes les ayudará.

Los afiches "E" están hechos de distintos tamaños para ser usados a 3 metros, 6 metros u otras distancias. También hay aplicaciones para los teléfonos móviles que pueden mostrar una "E" en distintos tamaños para hacer el mismo examen sin usar un afiche. Para que el resultado del examen sea correcto, siga cuidadosamente las instrucciones del afiche o de la aplicación móvil que use. Mida la distancia exacta en donde la persona necesita pararse.

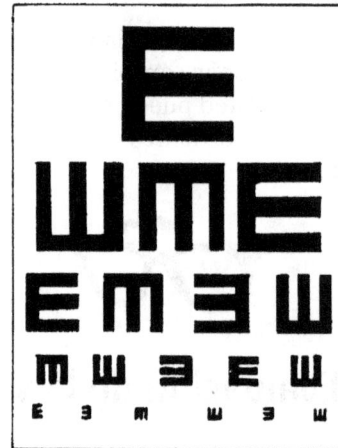

Use el afiche 'E' que se encuentra al final de este libro. Ponga a la persona que va a evaluar a 3 metros de distancia.

Hay 2 maneras de escribir qué tan bien ve una persona basado en un examen de los ojos. La serie de números que incluye 20/200, 20/20, etcétera, empieza con el numero 20 porque 20 es la distancia en pies para un afiche grande. Si mide la distancia en metros, los números son 6/60, 6/6 porque 6 metros equivalen a 20 pies. Cualquier afiche o sistema de medida que use tendrá uno de estos 2 sistemas de números para identificar las distintas líneas aun si el afiche está diseñado para una distancia distinta a 20 pies ó 6 metros. Entre menor sea el segundo número, mejor está la vista:

6/18 = 20/60: Una persona adulta ve suficientemente bien para realizar la mayoría de trabajos

6/12 = 20/40: Una niña o niño ve suficientemente bien para la escuela

6/6 = 20/20: La persona ve muy bien

Lentes para leer

Las personas mayores de 40 años pueden empezar a tener dificultad para realizar actividades en las que necesiten ver de cerca, como leer, clasificar semillas o enhebrar una aguja. Los lentes para leer incrementan el tamaño de las cosas que están cerca para hacerlas lucir más grandes. Vienen con distintos aumentos. Los lentes marcados con +1 pueden hacer que los objetos que están cerca se vean ligeramente más grandes. Los lentes de +2 los hace ver un poco más grandes. Y los lentes de +3 lo más grande. Evalúe cada uno de los distintos lentes para leer tratando de leer un libro o enhebrar una aguja a una distancia cómoda.

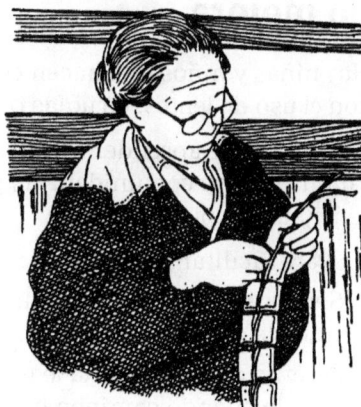

Si una persona tiene problemas tanto para ver de cerca como para ver de lejos, los lentes para leer no le servirán. Ayúdela a ir a una clínica de los ojos para ver qué está afectando su vista.

Lentes de contacto y cirugía para corregir la vista

Los lentes de contacto son pequeños lentes plásticos que se colocan directamente sobre el ojo para corregir la vista, de la misma forma en que lo hacen los lentes. Después de un examen de la vista, una especialista le puede ayudar a encontrar los lentes de contacto correctos para su vista. No use los lentes de contacto recetados para otra persona. No se duerma usando lentes de contacto, a menos que sean los especiales que pueden usarse durante la noche. Hay muchas clases de lentes de contacto y cada uno de ellos necesita el uso de líquidos específicos para desinfectarlos, limpiarlos y almacenarlos. No use ninguna receta casera de líquido para lentes de contacto.

Usar lentes de contacto puede ser conveniente, pero podría causar serios problemas si no se cuidan o si se usan de forma incorrecta. Para prevenir infecciones, siempre lávese las manos antes de tocar los lentes de contacto. Si usted tiene una irritación leve en sus ojos o una infección, no use los lentes de contacto hasta que se haya curado por completo. Limpie y desinfecte los lentes antes de volverlos a usar. No use un lente de contacto que tenga una rasgadura. Si tiene dolor, ardor, secreción, enrojecimiento inusual o visión borrosa, podría ser seña de una lesión o úlcera en la córnea (página 16) o de algún otro problema grave. Busque ayuda de un profesional de salud con experiencia.

Para algunas personas, la visión baja se puede arreglar con una cirugía láser (en la cual se usa un rayo de luz en vez de un instrumento de corte). Esta es distinta a la cirugía para tratar las cataratas y puede ser más costosa. Antes de gastar su dinero, siempre es recomendable hablar con otras personas que han consultado al mismo cirujano oftalmólogo y que han tenido buenos resultados.

Personas con ceguera o con visión baja que no mejora

Hay niñas y niños que nacen con ceguera y personas cuya visión baja no mejora con el uso de lentes, cirugías o medicinas.

Uno puede aprender a vivir con ceguera o visión baja. Con el apoyo de la familia y de su comunidad, las personas ciegas pueden estudiar, trabajar y tener sus propias familias.

Para facilitar y mejorar la vida a las personas con visión baja o ceguera:

- Siempre diga su nombre cuando hable con ella, hable con ella directamente y dígale cuando usted se va a alejar de la conversación.

- Permita que la persona le tome el codo cuando caminen juntos. Puede advertirle y guiarla lejos del peligro. Esto es más respetuoso que jalar a la persona de la mano o del cuerpo.

- Coloque pasamanos o cuerdas para guiar a la persona hacia el baño u otros lugares a los que la persona va diariamente.

- No mueva muebles u otros objetos a un lugar diferente en su hogar, escuela o lugar de trabajo. Alerte a la persona si usted ha movido algo.

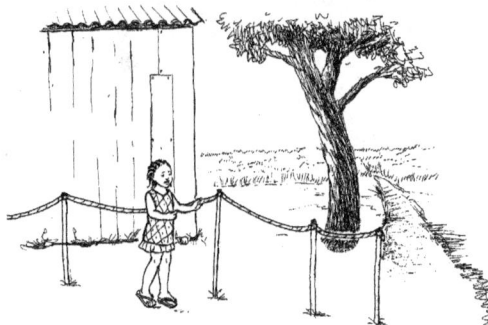

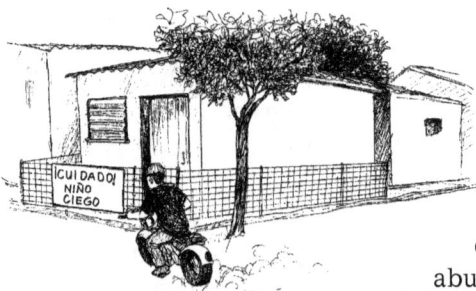

- Maneje con cuidado en el área donde vive una persona ciega. Ponerle una campana a una vaca u otro animal le avisa a las personas que no ven que el animal está ahí.

Las niñas y niños con discapacidad, incluyendo la ceguera, corren mayor peligro de maltrato y abuso sexual, que los que sí pueden ver. Necesitan la protección de su familia y de su comunidad para vivir sin maltrato, especialmente cuando son pequeños.

El libro de Hesperian *Ayudar a los niños ciegos* incluye información práctica para apoyar a las niñas y niños con problemas de la vista a cuidarse por sí mismos, estudiar y tener una buena vida. Es importante ayudar a las niñas y a los niños a moverse, entender el mundo a su alrededor y a aprender habilidades que necesitan. *Un manual de salud para mujeres con discapacidad* incluye información sobre cómo las personas en el campo de la salud, familias y comunidades pueden apoyar a las personas con discapacidad a tener vidas saludables.

Los problemas de los ojos y de la vista: Medicinas

Cómo usar pomada o gotas para ojos

Lave sus manos antes y después de aplicar gotas o pomada para ojos porque muchas infecciones de los ojos pueden contagiarse fácilmente de una persona a otra. Los goteros de gotas para ojos vienen con un sello. Ayude a las personas a romper el sello y muéstreles como presionar el gotero para que salga 1 gota.

Para que sean efectivas, las gotas y la pomada para ojos, deben caer adentro del párpado, no quedar por fuera. La pomada permanece por más tiempo en el ojo y trabaja mejor por la noche, pero como provoca visión borrosa temporal es mejor usar gotas durante el día.

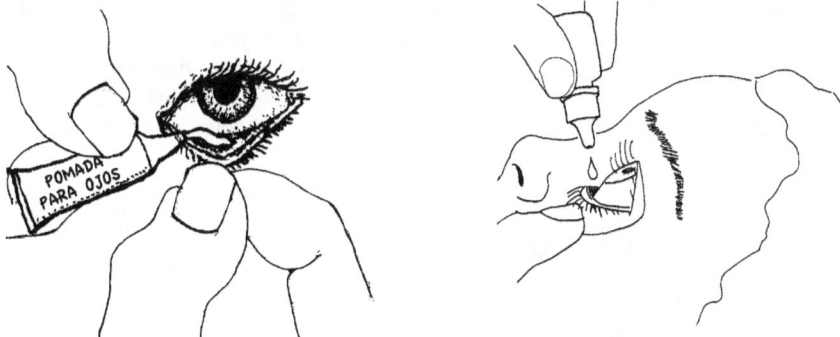

Evite transmitir los gérmenes: No permita que el tubo o el gotero toque el ojo.

Para usar pomada, jale suavemente el párpado de abajo y presione el tubo para aplicar una línea delgada de pomada a lo largo del ojo, empezando en la esquina interna.

Para usar gotas, jale el párpado de abajo para formar un pequeño espacio debajo del ojo y suavemente presione el gotero para aplicar 1 ó 2 gotas mientras la persona mira hacia arriba. Suavemente, cierre el ojo y trate de no parpadear. La gota se esparcirá en la superficie del ojo.

Tipos comunes de gotas para ojos

Los antibióticos en gotas para ojos se usan para tratar infecciones bacterianas (causadas por gérmenes). Los antibióticos para los ojos también vienen en pomadas. Los antibióticos en gotas o pomada no ayudarán a tratar la irritación o enrojecimiento de los ojos causados por un virus.

Los antihistamínicos en gotas para ojos se usan para tratar los ojos llorosos, rojos y la picazón causados por alergias. Usar compresas calientes sobre los ojos es una forma sin costo de calmar la picazón en los ojos.

Las gotas humectantes para ojos, llamadas "lágrimas artificiales" o "lágrimas naturales" se usan para los ojos secos. Pueden usarse hasta 4 veces al día y antes de acostarse a dormir. Descansar y colocar compresas calientes sobre los ojos cerrados 1 a 2 veces al día por 5 a 10 minutos, mejorará su humedad natural.

Las gotas para ojos con natamicina se usan para prevenir infecciones causadas por hongos cuando ya hay una úlcera en la córnea.

Las gotas para ojos con tetrahidrozolina o nafazolina contraen los pequeños vasos sanguíneos para que los ojos se vean menos rojos. Pero se consideran un gasto innecesario ya que no curan la razón por la que el ojo está rojo.

Importante ⚠

Las gotas para ojos con esteroides (como la prednisolona o la dexametasona) reducen la inflamación del ojo después de una cirugía o la inflamación causada por otras enfermedades de los ojos. Si no se usan correctamente, las gotas para ojos con esteroides pueden causar daños graves al ojo o pueden esconder problemas que requieran otro tratamiento distinto. Algunas gotas incorporan una mezcla de antibióticos y esteroides (generalmente su nombre empieza con "Dex" o "Pred"). Use gotas con esteroides solo cuando las recete un profesional de salud con experiencia.

Tratamientos antibióticos para ojos

Los tratamientos antibióticos para ojos tienen las palabras "para ojos" u "oftálmico" en su etiqueta, lo que indica que son seguros para usar en los ojos. No aplique en los ojos ningún antibiótico en pomada para la piel.

Los antibióticos en pomada y gotas para ojos se usan para tratar infecciones en los ojos causadas por bacterias y para úlceras en la córnea. La pomada con eritromicina o tetraciclina se usa al momento de nacer para proteger los ojos del bebé.

Los tratamientos antibióticos para ojos incluyen:

- 1% de tetraciclina en pomada para ojos
- 0,5% ó 1% de eritromicina en pomada para ojos
- 0,3% de ciprofloxacina en pomada o gotas para ojos
- 0,3% de ofloxacina en gotas para ojos
- 0,3% de gentamicina en gotas para ojos
- 10% de sulfacetamida en gotas para ojos
- 0,5% de cloranfenicol en gotas para ojos

Cómo se usan

Para que las gotas o la pomada funcionen, deben aplicarse por adentro, no por fuera, del párpado. Muéstrele a la persona cómo aplicarlos (página 31).

PARA UNA CONJUNTIVITIS BACTERIANA

Use un antibiótico en gotas o pomada para ojos 4 veces al día por 7 días en ambos ojos. Aun cuando el ojo se vea mejor, siga el tratamiento antibiótico por los 7 días completos para que la infección no regrese. Algunas veces la medicina empieza a hacer efecto a los 2 días.

PARA UNA ÚLCERA EN LA CÓRNEA

Aplique un antibiótico en gotas para ojos cada hora y ayude a la persona a encontrar ayuda médica. Las gotas se aplican cada hora por 24 horas y luego, si mejora, se aplican 4 veces al día por 7 días. Se necesitará ayuda más avanzada si los ojos no mejoran en 2 días. Para una úlcera en la córnea, nunca use gotas o pomada para ojos con esteroides.

PARA EL TRACOMA

Si no tiene al alcance tabletas de azitromicina (página 34), puede usar tetraciclina en pomada para ojos. Use 1% de tetraciclina en pomada para ojos en ambos ojos, 2 veces al día por 6 semanas.

PARA PREVENIR PROBLEMAS EN LOS OJOS DE BEBÉS RECIÉN NACIDOS

Se usan antibióticos en pomada para proteger los ojos de los bebés recién nacidos de infecciones que puedan contagiarse al momento de nacer.

En las primeras 2 horas después de nacer, limpie suavemente los párpados de ambos ojos con un paño con agua y aplique uno de estos antibióticos en pomada:

Pomada de tetraciclina al 1% ó pomada de eritromicina al 0,5% ó 1%

➡ Ponga 1 línea delgada de pomada en cada ojo, 1 sola vez, en las primeras 2 horas después de nacer.

Jale suavemente hacia abajo el párpado de abajo y exprima una línea delgadita de pomada dentro del párpado comenzando en el extremo cerca de la nariz (página 31). No deje que la punta del tubo toque el ojo y no limpie la pomada del ojo.

Si no tiene una pomada antibiótica para ojos, use:

Povidona yodada al 2,5%

➡ Ponga 1 gota en cada ojo, 1 sola vez, en las primeras 2 horas después de nacer.

Jale suavemente hacia abajo el párpado de abajo para formar un pequeño espacio donde puede caer 1 gota (página 31). No deje que el gotero toque el ojo.

Azitromicina

La azitromicina es un antibiótico que se usa para tratar muchas infecciones, incluido el tracoma, para el cual solo 1 dosis por la boca es necesaria. Cuando las autoridades de salud organizan campañas para eliminar el tracoma, es común ofrecer una dosis de azitromicina a todas las personas de la comunidad para curar el tracoma y prevenir nuevas infecciones.

Cómo se usa

PARA TRACOMA

Niños de 6 meses y mayores, hasta 40 kilos:

➡ Dé por lo menos 20 mg por kg de peso por la boca una sola vez, pero no dé más de 1000 mg (1 g).

Para niños pequeños, la azitromicina líquida se mezcla a un grado de 200mg/5ml. Por ejemplo, un niño que pesa 10 kilos debe tomar una sola dosis de 5 ml (200 mg).

Para niños más grandes, dé azitromicina en tabletas. Las tabletas vienen en 250 mg. Es seguro dar un poco más en lugar de cortar las tabletas a la mitad. Por ejemplo, dé 500 mg a niños que pesen entre 20 y 30 kilos. Dé 750 mg a niños que pesen entre 30 y 40 kilos.

Los programas que distribuyen azitromicina generalmente determinan la dosis basada en la altura de la niña o niño.

Jóvenes y adultos que pesan más de 40 kilos (incluyendo mujeres embarazadas):

➡ Dé 1000 mg (1 g) por la boca una sola vez. Tomar 4 tabletas de 250 mg es lo mismo que 1 g.

Cuando la azitromicina se le da a toda la comunidad en forma preventiva, puede darse una vez al año por 3 años.

Si no cuenta con azitromicina para tomar por la boca, el tracoma puede ser tratado con pomada en antibiótico para ojos. Use 1% de tetraciclina en pomada en ambos ojos, 2 veces al día, por 6 semanas.

Vitamina A, retinol

PARA PREVENIR LA CEGUERA NOCTURNA

Para obtener vitamina A en cantidad suficiente, la gente debe comer bastantes frutas y verduras color amarillo y naranja, verduras de hojas verde oscuro y alimentos de origen animal tales como huevos, pescado e hígado. En regiones donde la ceguera nocturna y xeroftalmia son comunes y no es posible obtener estas comidas fácilmente, las niñas y niños reciben un suplemento de vitamina A cada 6 meses.

Importante ⚠

No dé más de la dosis recomendada. Demasiado del suplemento de vitamina A en forma de cápsulas, tabletas o aceite puede ser peligroso. No dé esta dosis a las jóvenes o mujeres que podrían quedarse embarazadas y tampoco a las mujeres embarazadas en sus primeros 3 meses de embarazo porque podría dañar al bebé dentro de la matriz. Para las mujeres embarazadas que la necesitan, el suplemento de vitamina A se da en cantidades pequeñas, más seguido, en vez de una sola dosis alta.

Cómo se usa

Se toma por la boca en tabletas o cápsulas. Para las niñas y niños pequeños, puede moler las tabletas y mezclarlas con leche materna. O abra las cápsulas y exprima el líquido en la boca de la niña o niño.

PARA PREVENIR LA DEFICIENCIA DE VITAMINA A EN LA NIÑEZ:

Como parte de un programa de prevención:

➡ **6 meses a 1 año:** dé 100.000 U por la boca 1 sola vez.
  Mayor de 1 año: dé 200.000 U por la boca una 1 vez. Repita cada 6 meses

PARA LA CEGUERA NOCTURNA

Si la persona ya tiene problemas para ver u otras señas de ceguera nocturna, dé 3 dosis. Después de dar la primera dosis, la segunda se da el día después, y la tercera se da por lo menos 2 semanas después de la segunda.

Para cada 1 de las 3 dosis:

➡ **Menos de 6 meses:** dé 50.000 U por la boca en cada dosis.
  6 meses a 1 año: dé 100.000 U por la boca en cada dosis.
  Mayor de 1 año: dé 200.000 U por la boca en cada dosis.

➡ **Para mujeres embarazadas:** dé 25,000 U por la boca una vez cada semana por 12 semanas. Si sigue con señas de ceguera nocturna u otros problemas serios de los ojos causados por la deficiencia de la vitamina A, es posible que el personal de salud con experiencia le dé una dosis mayor.

PARA EL SARAMPIÓN:

La vitamina A puede ayudar a prevenir la neumonía y la ceguera que son 2 complicaciones comunes del sarampión.

➡ **Menos de 6 meses:** dé 50.000 U por la boca, 1 vez al día por 2 días.
  6 meses a 1 año: dé 100.000 U por la boca, 1 vez al día por 2 días.
  Mayor de 1 año: dé 200.000 U por la boca, 1 vez al día por 2 días.

Si la niña o niño recibió 1 dosis de vitamina A en los últimos 6 meses, dele el tratamiento por 1 día solamente. Para quienes además tienen desnutrición grave o ya empiezan a perder la vista, dé una tercera dosis después de 2 semanas.

Dónde encontrar más información:

Recursos adicionales recomendados por Hesperian y Seva:

* Revista *Salud Ocular Comunitaria* ofrece información práctica para desarrollar conocimientos. Busque artículos o haga búsquedas por tema: http://www.revistasaludocular.org

* *Ayudar a los niños ciegos* de Hesperian. Contiene actividades para fomentar el desarrollo de niñas y niños con problemas de la vista y ceguera: https://es.hesperian.org/hhg/Ayudar_a_los_niños_ciegos

* Información sobre la conjuntivitis de los Centros para el Control y la Prevención de Enfermedades (CDC) en Estados Unidos: https://www.cdc.gov/spanish/especialescdc/conjuntivitis

* *¡Cuídese! Sus Ojos se Pueden Lastimar Mientras Trabaja* del National Center for Farmworker Health (NCFH) en los Estados Unidos: http://bit.ly/losojosyeltrabajo

* *Manual de oftalmología para promotores y agentes de salud* del Ministerio de Salud de Argentina: http://bit.ly/Manualoftalmologia

Agradecimientos:

Agradecemos al personal de Hesperian y a las personas y organizaciones colaboradoras en todo el mundo que ofrecieron su tiempo y conocimientos a este material.

Redacción y edición: Christine Chmielewski, Paula Worby, Todd Jailer

Traducción al español: Madelline Romero

Edición de la versión en español: Miriam Lara-Mejia, Paula Worby, Todd Jailer

Diseño: Kathleen Tandy

Participación en la validación comunitaria de la versión en inglés: Aravind Eye Care System, India; Centre for Community Medicine and Primary Healthcare, Nmandi Azikiwe University, Nigeria; Community Based Initiatives in Health, Water and Sanitation (COBIHESA), Tanzania; Comprehensive Rural Health Project (CRHP), Jamkhed, India; Hillside Health Care International, Belize; Kilimanjaro Centre for Community Ophthalmology (KCCO), Tanzania.

Aportes adicionales al contenido y revisión médica: Jordan Kasselow, David Katusabe, Joseph Michon, Siddharth Narendran, Matthew Nicasio, Raymond Okechukwu, Scott Pike, Noela Prasad, Dhivya Ramasamy, Fortunate Shija, Chundak Tenzing, Alasana Touray, Ashok Vardhan. Un agradecimiento especial a Allen Foster del International Centre for Eye Health, London School of Hygiene & Tropical Medicine.

Artistas: Akiko Aoyagi Shurtleff, Heidi Broner, Regina Doyle, Victoria Francis, Jesse Hamm, Haris Ichwan, Anna Kallis, June Mehra, Naoko Miyamoto, Kate Peatman, Kathleen Tandy, David Werner, Mary Ann Zapalac, Victor Zubeldía

Diseño del afiche 'E' de agudeza visual: Matthew Smith

Otros libros de Hesperian–Guías de salud:

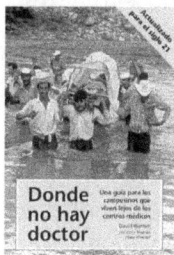

Donde no hay doctor. Este manual de salud, el más utilizado en todo el mundo, incluye información práctica y accesible para reconocer y tratar enfermedades comunes junto con técnicas sencillas para promover la prevención de los problemas de salud. Fomenta la participación activa de cada persona y el bienestar de la comunidad. 520 páginas.

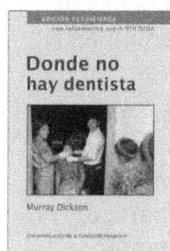

Donde no hay dentista. Enseña a cuidarse los dientes y las encías utilizando dibujos y dinámicas. Resalta la salud oral y la buena alimentación, con técnicas de educación para la escuela y grupos. Incluye información detallada e ilustrada de cómo usar equipo dental, tapar muelas, sacar dientes y más. 248 páginas.

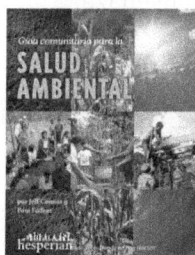

Guía comunitaria para la salud ambiental. Para enfrentar la crisis global de la salud ambiental, en el hogar— como el manejo del agua, la basura, y los sanitarios—y en la comunidad como las sustancias químicas en la comida y la destrucción de los bosques. Información práctica para resolver problemas comunitarios con enfoque de la justicia ambiental. 640 páginas.

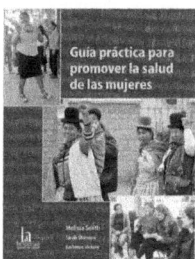

Guía práctica para promover la salud de las mujeres. Repleta de dinámicas y estrategias adaptables que ayudan a facilitar diálogo y a tomar acciones para mejorar la salud de las mujeres, incluso donde los temas son sensibles por factores culturales y otros. 352 páginas.

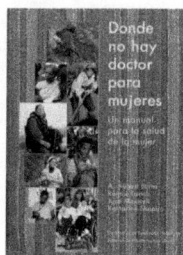

Donde no hay doctor para mujeres. Explica cómo identificar y tratar los problemas de salud más comunes que afectan a las mujeres, los de salud general y reproductiva pero también los que viene de la violencia, las adicciones y el trabajo, entre otros. Además analiza cómo la pobreza, la discriminación y el machismo dañan la salud. Promueve acciones comunitarias a favor del cambio. 608 páginas.

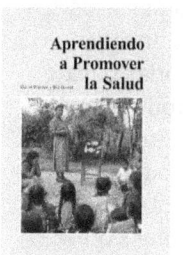

Aprendiendo a promover la salud. Muestra cómo transformar la educación en salud y lograr resultados de manera creativa e inspiradora. Basado en la educación popular, incluye cómo usar el teatro y otras técnicas para promover la salud. 640 páginas.

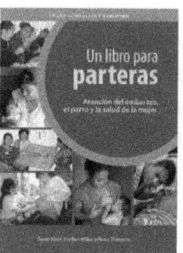

Un libro para parteras. Manual de capacitación y referencia para parteras, trabajadoras de salud y personas interesadas en la salud de las mujeres y sus bebés. Abarca la atención prenatal, del parto y posparto, las complicaciones obstétricas y la salud general. 544 páginas.

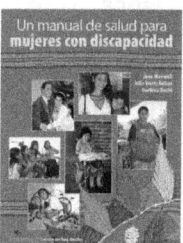

Un manual de salud para mujeres con discapacidad. Recurso práctico para superar las barreras que limitan el acceso a los servicios de salud para las mujeres con discapacidad y para mejorar su propia salud, autoestima y capacidad para participar en sus comunidades. Cubre temas de la salud general y reproductiva, tácticas para hacerle frente a la violencia y el abuso, y más. 416 páginas.

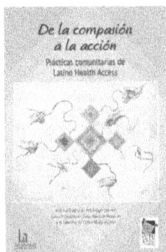

De la compasión a la acción: Prácticas comunitarias de Latino Health Access.

Describe el innovador programa de promotoras y promotores de salud de Latino Health Access que responde a los problemas de salud en Santa Ana, California, desde la obesidad y la diabetes hasta la violencia y la marginación. Las estrategias y logros que comparten encenderán la esperanza de crear un mundo más saludable y justo. 288 páginas.

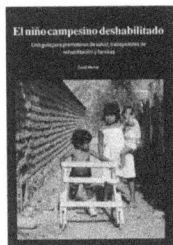

El niño campesino deshabilitado.

Repleto de información sobre las discapacidades en la niñez, como la artritis juvenil y la parálisis cerebral, entre otras. Incluye descripciones detalladas para llevar a cabo la rehabilitación aun donde no hay atención especializada. Explica cómo hacer a bajo costo una variedad de aparatos de ayuda. El enfoque de todo es ayudar a las niñas y los niños con discapacidad a ocupar un lugar activo y respetado en la comunidad. 672 páginas.

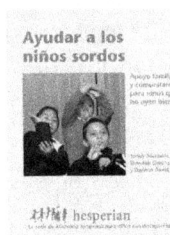

Ayudar a los niños sordos.

Para quienes cuidan a las niñas y niños con sordera, incluye métodos de enseñanza, cómo hacer una evaluación auditiva, el desarrollo comunicativo y social. 260 páginas.

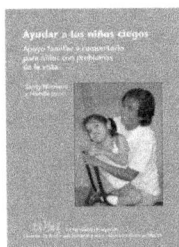

Ayudar a los niños ciegos.

Con un lenguaje sencillo comparte actividades y métodos que ayudan a las niñas y los niños con problemas de la vista a desarrollarse y aprender, explorar y participar plenamente en sus comunidades. 200 páginas.

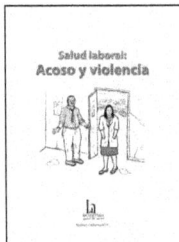

Salud laboral: Acoso y violencia.

Estrategias para reconocer los diferentes tipos de violencia en el trabajo e inspirar esfuerzos colectivos para penalizar y prohibir el acoso y la violencia en el trabajo y en general. 28 páginas.

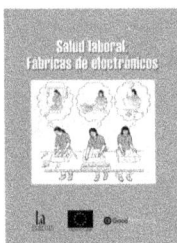

Salud laboral: Fábricas de electrónicos.

Explica los peligros para quienes trabajan en fábricas de electrónicos. Cubre primeros auxilios, pautas para la discusión, historias para la acción y casi 100 fichas de químicos de uso común en la industria. 88 páginas.

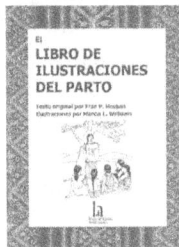

El libro de ilustraciones del parto.

Guía sencilla pero sustantiva enfocada en los temas de la concepción, el embarazo, el parto y el amamantar. Tiene 34 fichas de cada etapa del proceso reproductivo para facilitar la enseñaza. 64 páginas.

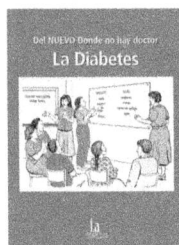

La Diabetes.

Detalla los problemas físicos y sociales ligados a la diabetes y proporciona preguntas de discusión para grupos de auto-ayuda. Un recurso esencial y compacto para la promoción de salud. 44 páginas.

hesperian
guías de salud

2860 Telegraph Avenue
Oakland, CA 94609 EE.UU.
www.hesperian.org/home-espanol
hesperian@hesperian.org

Todos nuestros materiales están disponibles in varios idiomas. Vea www.hesperian.org para más detalles.

Para hacer pedidos:
tél: (510) 845-4507
email: bookorders@hesperian.org
en línea: store.hesperian.org

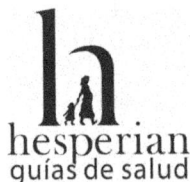

Gráfico de Agudeza Visual—para usar a 3 metros (10 pies).

Este cuadro debe medir 2cm x 2cm

20/200   6/60

20/120   6/36

20/80   6/24

20/60   6/18

20/40   6/12

20/30   6/9

20/20   6/6

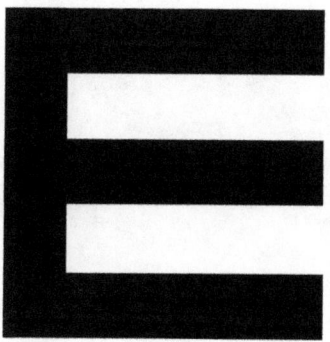
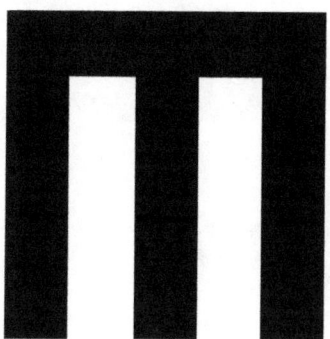
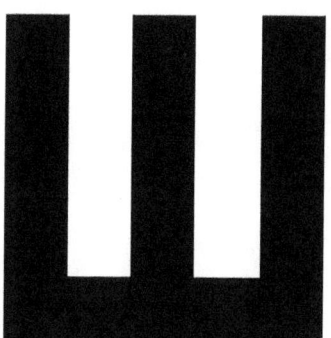
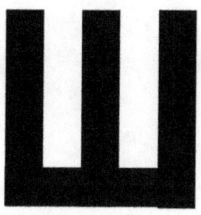
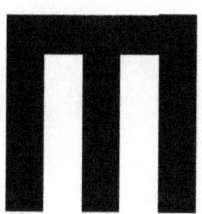
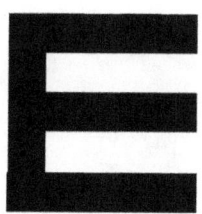
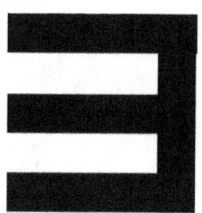
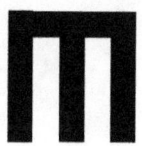
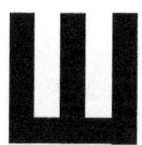
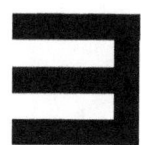
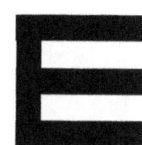
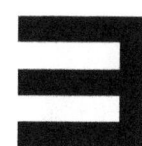

www.ingramcontent.com/pod-product-compliance
Lightning Source LLC
Chambersburg PA
CBHW051350290326
41933CB00042B/3359